原來我患的不是
嚴重濕疹！
我的類固醇戒斷經歷

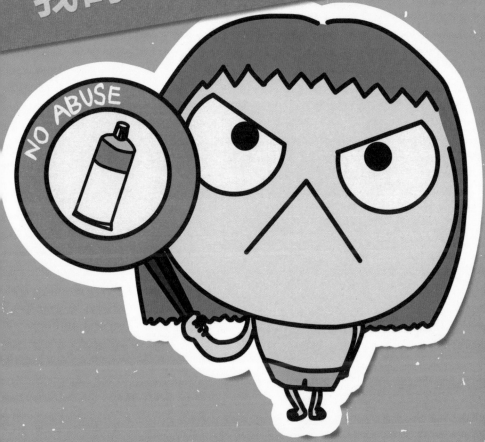

NO ABUSE

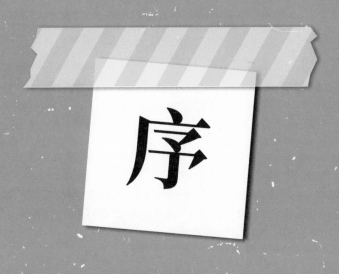

序

「如果沒有錯用過類固醇就好了。」

從類固醇戒斷期開始到現在，雖然我算是捱過了，但我還是幾乎每天都會這樣想：如果我從來沒有「上癮」過，那麼我就不用經歷那段痛苦的戒斷期，也不用承受藥物留下的副作用——那些萎縮得像老太婆的皮膚。

可是，人生沒有「如果」，有時候我們必須面對現實，所以我把自己的經歷整理成書，提醒大家注意用藥的安全，避免如我一樣要經歷戒斷期；同時，如果有讀者的濕疹老是不好，甚至有愈塗愈重類固醇的傾向，也適宜參考本書的資料，看看自己有沒有可能其實是類固醇上癮。另外我也希望正在經歷戒斷期的病者能夠堅持，終有一天會像我一樣克服過去。

寫這本書的過程非常難過，在撰寫的途中，我幾乎想要放棄，因為每當我要細想戒斷期的情形、每當我要回憶當時皮膚的狀況，那種痛楚和難過還是歷歷在目；當我用著仍是乾燥得滿是皺紋的手指在鍵盤上敲打著時，我的眼淚總是不爭氣地流下來。

不過，當我想起有很多人仍然會依靠類固醇藥膏看門口，仍然會貪求一時之快而濫用藥物，我便再次鼓起勇氣，把那段經歷寫下來，而且我更特別訪問了註冊藥劑師小小藥罐子，希望能透過他的專業，提升大家正確用藥的意識。

戒斷的過程是痛苦的，但在痛苦中卻會見到希望。祝願大家早日康復。

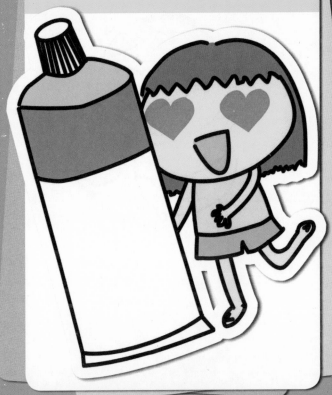

一

那些年，我和類固醇一起的日子

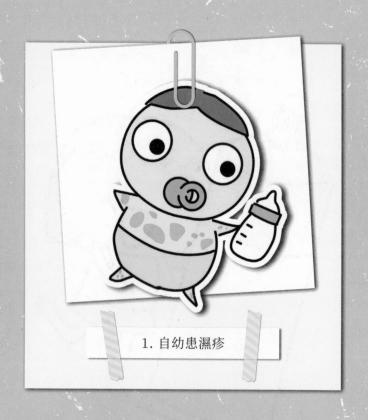

1. 自幼患濕疹

聽媽媽說，我出生不久就已患上濕疹。別的嬰兒皮膚乾燥時可塗嬰兒專用的護膚油、護膚膏，偏偏媽媽幫我塗上後，我卻渾身發紅、痕癢。

就這樣從嬰兒期開始，我三不五時長疹子，流血、流湯、脫皮是常見的事，發作部位多是手腳關節、頸部等。我對那段日子沒甚記憶，但想起來，媽媽一定花了不少心思照顧我。

後來，升讀幼稚園後，我模糊地記得媽媽常煲甚麼龜苓湯、祛濕茶給我喝，也記得她讓我試了不少偏方，印象最深刻的是我伏在床上，她繼而依坊間的偏方，將豆腐鋪在我腳後的濕疹上治理。

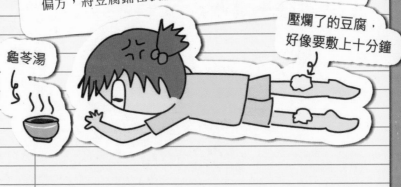

龜苓湯

壓爛了的豆腐，好像要敷上十分鐘

那時我未真正體會到濕疹的痛苦，因為小時候不懂擔心甚麼外觀問題，癢了就抓，也沒有甚麼細菌感染的概念，反倒是媽媽日夜為我憂心。可惜的是，那些媽媽辛苦找來的偏方明顯地對我沒有效用。

大約到升讀小學後，媽媽終於忍不住帶我去看西醫。在我依稀的印象中，我記得媽媽對那西醫問及「類固醇」，感覺她好像是害怕醫生開類固醇給我，然後那醫生和顏悅色地回答了幾句；回到家後，媽媽就為我的濕疹塗上白色的藥膏。

那盒小小的藥膏確是有神效，在兩、三天間，就讓我的濕疹好了過來。

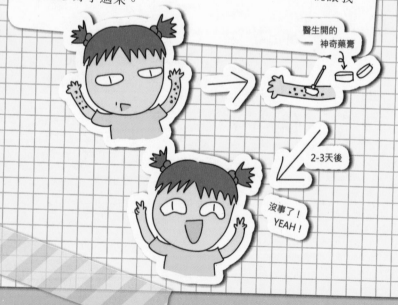

醫生開的神奇藥膏

2-3天後

沒事了！
YEAH！

可是誰都知道，濕疹是很難根治的，才好了幾星期，濕疹又囂張地長在我的身上。然後，媽媽又帶我去看那醫生，領來了一盒名字一樣的藥膏，回家塗了兩天後，我的紅疹再次消失了。

小時候家裡很窮，看醫生的診金很昂貴，既然看了兩次醫生都獲得同一款藥膏，那我們為甚麼不直接去藥房購買呢？雖然有指引規定到藥房購買某些藥物時要出示醫生紙，但我相信大家都知道，這規例只是一個傳說，只要拿著藥名，每個人都可以很輕易地買到本來需要醫生處方才可購買的藥物。（這當然是不對的！）

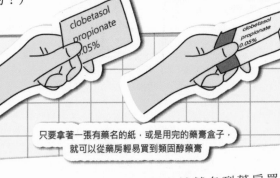

只要拿著一張有藥名的紙，或是用完的藥膏盒子，就可以從藥房輕易買到類固醇藥膏

於是，為了節省金錢，媽媽就拿著藥名到藥房買了醫生開給我的藥膏。那是一支類固醇藥膏，名稱是clobetasol propionate 0.05%，直至去年我戒斷類固醇時，才知道這是最強級別的類固醇。

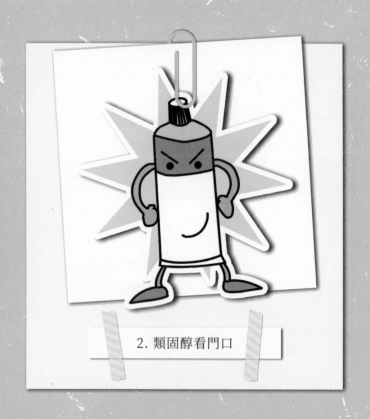

2. 類固醇看門口

就這樣，那類固醇藥膏陪伴了我很多年，它就像是我的救命仙丹一樣，只要塗在濕疹上就會很快好過來，我也忘了這些年間我總共塗了多少支藥膏，反正從小學、中學、大學、出來工作、談戀愛、結婚，它都陪伴我左右。

不過，可能是長大後身體免疫力增強了的緣故，我的濕疹狀況愈來愈好，在中一開始，我就只有手指偶爾長濕疹，很少出現在其他部位，在那段美好的時間，我平均一年用不到兩支藥膏。

到了中四，那時忙著準備會考，我的眼皮和人中的位置，總是不時奇怪地發紅和有輕微的痕癢。一開始我沒有太在意，只是以為乾燥，所以常抹上潤膚膏，可是它愈來愈癢、愈來愈紅，連媽媽也嚇得立即又帶我去看西醫。

西醫看了看我的臉，二話不說開了另一款藥膏給我，我還記得媽媽問他：「塗在眼皮怕不怕青光眼？」那西醫泰然地說：「塗在眼皮沒問題，這是很弱的類固醇，可以薄薄地塗在臉上，不要直接抹進眼內就可以了。」

薄薄地塗？但「薄薄地」即是有多薄？

這樣算是薄嗎？

但這樣更薄啊！

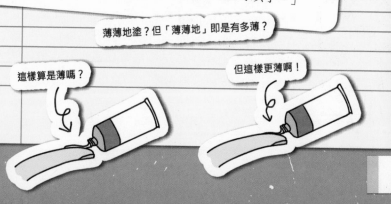

好吧，於是回家後，我便用這藥膏抹在眼皮和人中上。說起來並沒有誇張，第二天起床，我臉上的濕疹不只完全消失掉，那患處本來的皮膚看來更細白幼嫩。我心想：「類固醇是神藥，只要小心用，有甚麼可怕呢？」

在這之後，我臉上的濕疹偶爾來犯，於是我愚蠢地又跑去藥房配了這支標示著 fluocinolone acetonide cream 0.025% 的藥膏，加上一向在使用的 clobetasol propionate 0.05%，此後的九年，我便有兩支自以為「看門口的好幫手」陪伴左右。

在二十三歲至二十九歲時，我的濕疹極少發作，即使長紅疹也只是在手指、眼皮、人中這三個部位，而每次發作時，只要用上「看門口的好幫手」便會很快痊癒。

後來，那支用來塗臉上患處的 fluocinolone acetonide cream 0.025% 藥膏停產了，但因為那段時間臉部皮膚狀態不錯，我也沒有在意，倒是一開始那支最強級別的類固醇藥膏一直守護著我那十根只要碰到塵埃、髒物便會發紅痕癢的手指。我當時並沒有意識到自己擦藥擦得多麼凶狠，癢起來就狠狠地塗上去，久而久之，我的手指皮膚慢慢變得很薄很薄，但是當時的我只求止癢、只想濕疹快快好，對甚麼皮膚變薄的副作用根本不在意。

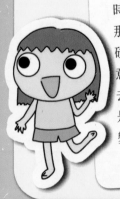

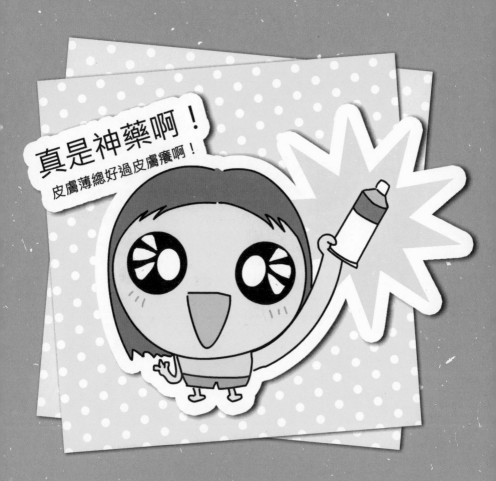

值得一提的，是我知道自己十分敏感，所以那段時間我全身包括臉部都只會用冷霜（Aqueous Cream）作潤膚霜。我最初使用的潤膚霜價錢廉宜，而且十分好用，不過在 2010 年，有媒體指這潤膚霜中含「十二烷基硫酸鈉（Sodium Lauryl Sulphate, SLS）*」，所以後來我轉用了不含 SLS 的冷霜。這些冷霜在我的類固醇戒斷期中，可算是我最能接受的潤膚霜了。

記得要買不含SLS的冷霜！

*英國巴斯大學（University of Bath）的研究指，冷霜產品中有一種名為「十二烷基硫酸鈉」的化學物質，它會損害皮膚的角質層，令皮膚病情惡化。該校研究人員請志願者每天在手臂上使用這種產品，四週後，志願者手臂皮膚角質層的厚度減少超過 10%。相關的研究報告發表在《英國皮膚病學期刊》上。[1]

Reference:
1. Al Enezi T, Sultan A et al. Breakdown of the skin barrier induced by aqueous cream: Implications for the management of atopic eczema. British Journal of Dermatology. 2009;161 (Suppl 1):115-127.

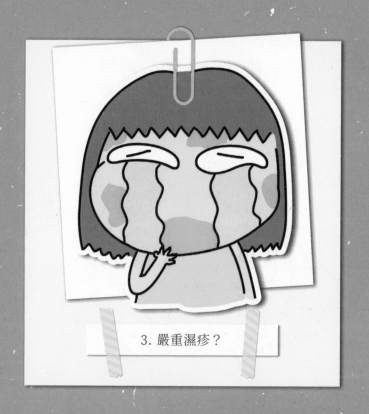

3. 嚴重濕疹？

本來以為濕疹偶爾來犯，只要有類固醇藥膏守護便會永遠相安無事，怎料到最近這兩年，我的濕疹突然變得十分嚴重。

過去，我長濕疹的部位只有眼皮、人中和手指，但兩年前開始，我的額頭突然長了大面積的濕疹，心急的我立即跑去看普通科醫生，取了些類固醇藥膏和過敏藥，用了幾天後便好了。

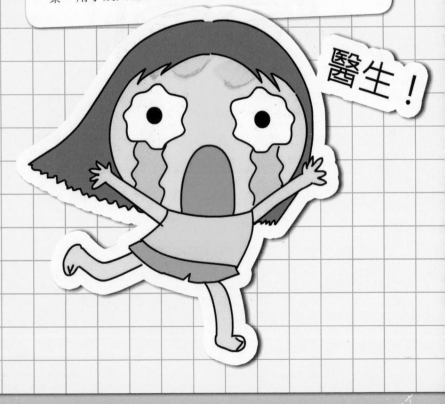

醫生！

可是一星期後，到我的肚子皮膚長出了濕疹，於是我又跑去看同一位醫生，取了塗在身體皮膚上的類固醇藥膏，同樣地過了幾天又好了。

還記得那時是春天，我猜是不是因為天氣潮濕，令我本來沒有長過濕疹的部位都出了問題，所以特地去買了一台抽濕機。一開始好像是好了點，但過了一、兩個月，我的肚子、臉上卻同時長出了凶狠的濕疹！

肚子的痕癢我尚可以容忍，但是臉上的紅腫卻令我十分困擾，畢竟女人不論任何年紀都是愛美的。我翻箱倒櫃找出額頭長濕疹時那些餘下的藥膏塗在臉上，可是一天、兩天、三天過去，濕疹並沒有好過來，當時我只好跑去剪髮，用瀏海遮掩著患處。

好不容易等到假期，我又跑去看西醫，醫生開了另外兩款類固醇藥膏給我，一款是塗在臉上患處的，另一款是塗在肚子的。

就這樣，那兩年間，我不停地看醫生、塗藥膏，濕疹好了不久又再長出來，長出來了又塗藥膏。

終於有一次，我的臉、手、肚子和背部都佈滿濕疹，我著急地在網絡上搜尋有哪些知名的皮膚科醫生，急急地打去預約，好不容易排到一星期後看醫生。

還記得那星期很不好過，因為每當我照鏡子的時候，總覺得自己實在太醜了，加上痕癢不適，連話都不願多說。縱然還是要上班，但下班後跟朋友的聚會都一一取消掉。我只想早點回家，不要讓別人看見我這個樣子。

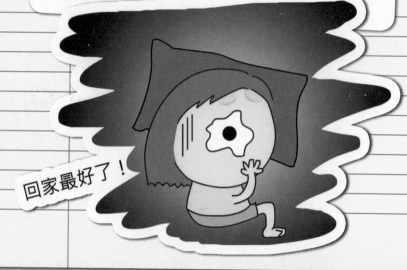

到了看醫生的日子，診所擠滿了病人，有些人的皮膚狀態比我的更差，也有人因未有預約便來看醫生而被拒諸門外，我心想：「這麼多病人向這醫生求診，看來他可以把我醫好吧！」

等了幾乎一小時，終於輪到我了，醫生看看我各部位的濕疹，皺著眉頭說了一句：「你很嚴重啊！」我點了點頭，然後他便簡單說會開不同的類固醇藥膏給我用在不同的部位，同時會有口服類固醇藥物給我。

我沒有多問，而是帶著感激的心情，繳付了昂貴的診金和取藥後離去，滿心期望自己快快康復。過後的一星期，我依指示乖乖地塗藥膏，也服了七天類固醇藥物，身上部分的濕疹已消失掉，臉上的也淡了下來。

雖然沒有完全康復，但是我沒有再去覆診，一來不想再請假去看醫生，二來這位醫生的診金很昂貴，三來在這段期間，我對於自己在臉上塗類固醇的情況確是有點擔心，因為我一向聽說在臉上塗類固醇有機會引起青光眼、白內障，即使小時候看的醫生說只要不是把藥膏塗進眼裡便不會有問題，可是我總是害怕在我睡覺時會不小心把塗在手指皮膚上的藥膏擦進眼內。

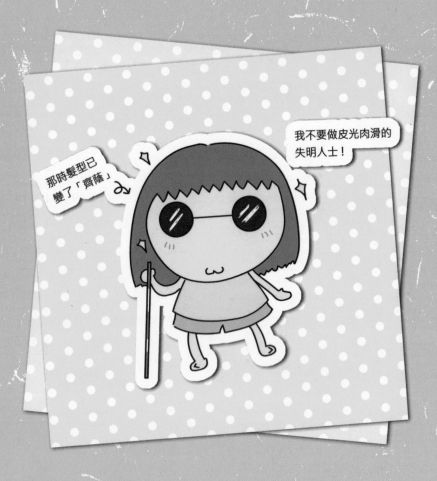

因此，當我大部分的濕疹都已好轉時，我便沒有再去覆診，希望餘下的濕疹會自己好過來。

怎料，剛巧那時到了夏天，一連幾天下著大雨，即使撐著傘子，還是會沾上一點雨水，我身體上、臉上的濕疹漸漸擴大，我按捺著性子沒有塗類固醇藥膏，希望天氣好過來之後皮膚就會改善，可是日子一天一天過去，我臉上的濕疹竟變得很奇怪，本來一顆一顆的疹子聯合起來變成一堆一堆的，然後一堆一堆的疹子又聯合起來令整個臉脹紅得很，而肚子那些本來一顆一顆小小的疹子也竟然合併起來，痕癢難忍！

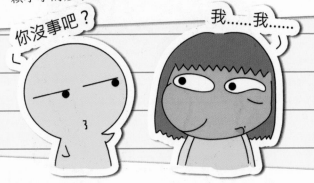

那時我還如常上班，臉上的紅腫十分顯眼，但有時也會淡下來一會兒，我直覺覺得這次的濕疹很嚴重，因為以往的色澤並不會如此鮮紅，也不會由幾顆合併在一起，可是我不想再看西醫了，我想看中醫試試看。就在我上網搜尋有哪些中醫擅長醫治濕疹時，我竟然發現了一件我從來沒有想過的事！

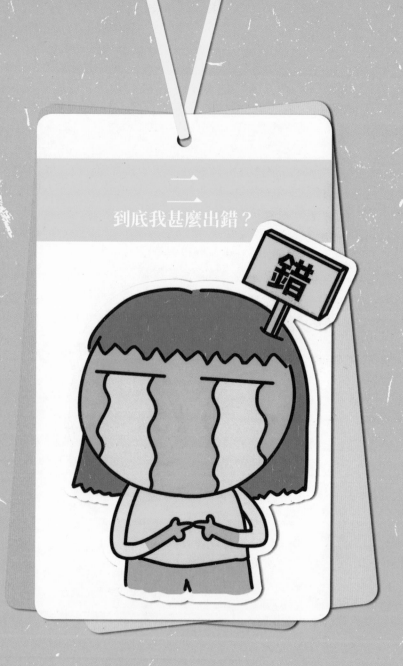

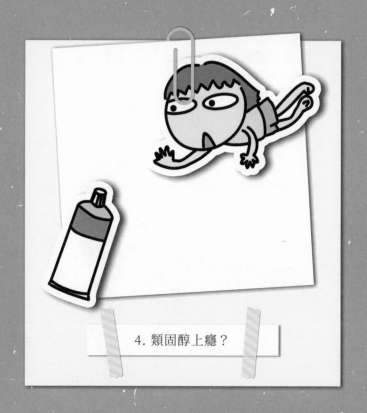

4. 類固醇上癮？

在搜尋中醫之時，我找到了一些在台灣擅長醫治皮膚問題的中醫，身在香港的我當然不會跑去台灣看醫生，可是就在我瀏覽台灣那些相關網站的過程中，我竟然見到了一個很陌生的詞彙：「類固醇戒斷」。

我一向知道類固醇有其副作用，例如水牛肩（後肩部駝背）、月亮臉（圓臉）、皮膚變薄、青光眼、白內障等，可是我從來沒有聽過「類固醇戒斷」這一回事！

當我繼續搜尋下去，我發現不只是台灣，外國也有網站專門說這回事，亦有大量外國病者透過部落格分享自己的經歷，當中甚至有一個形容詞是「類固醇上癮」（Topical Steriod Addiction）。

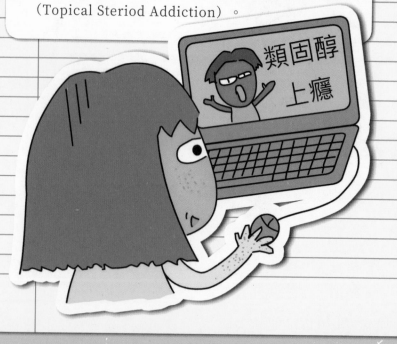

依網上所說，類固醇上癮是指病者使用了類固醇（不論是外用、口服或是注射入體內）一段時間後，當停藥時，已依賴藥效的身體一時三刻不懂得自行運作，致使產生反彈作用，出現類固醇戒斷的症狀。一般來說，藥膏強度愈強、使用時間愈久，愈容易出現問題；可是以我從網上不同病者的分享得知，每個人的狀況都不同，有些人只是使用了一星期就出現戒斷症狀，但有些人使用了多年也沒有問題；我看過最意想不到的，是一位媽媽因為用手指幫患濕疹的女兒塗類固醇，最後母女二人同時經歷了類固醇戒斷症。

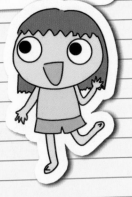

那要如何才能康復呢？這情形就像吸毒者要戒毒一樣，必須等待身體回復自己的機能才能好過來，而當時我透過網上資料所理解到的，是「類固醇上癮」的人會出現類似嚴重濕疹的徵狀，這令我開始懷疑，自己是不是也在經歷類固醇上癮症狀，而不是嚴重濕疹？

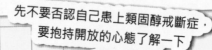

先不要否認自己患上類固醇戒斷症，要抱持開放的心態了解一下

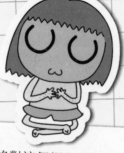

不過，當時我始終對這個網上流傳的說法半信半疑，但可以肯定的，是這些資料加深了我對類固醇的恐懼，而且更加下定決心轉而去向中醫求診。

驚驚！

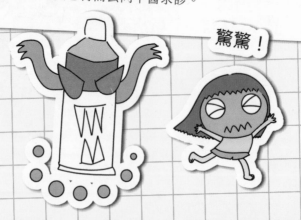

就這樣，我請了病假去看一位在網上找到的中醫，依網上不知真假的資料說，他很擅長醫治濕疹，也明白類固醇對身體的副作用。

那天是星期五，我跑到這中醫的診所，當時並沒有候診的人，中醫替我把把脈，然後看了看我那些紅腫的患處，說了一句：「這很嚴重，要調理好幾個月才會好。」

想起自己被濕疹困擾了很長的時間，看西醫總是反反覆覆，看中醫又說要醫數個月，天天帶著那難看又痕癢的臉容，我的眼淚不知怎的就在那中醫面前大顆大顆掉了下來。

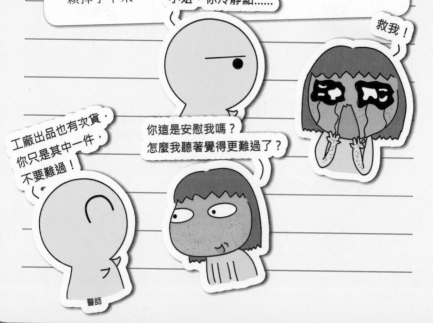

小姐，你冷靜點......

救我！

工廠出品也有次貨，你只是其中一件，不要難過！

你這是安慰我嗎？怎麼我聽著覺得更難過了？

醫師

待我冷靜下來後，中醫向我慢慢解釋，說我的體質十分燥熱，要先試服基本的清熱中藥，一星期後覆診時再作調節。於是，從那天起我就開始接受中藥治療，並停止了使用類固醇。

醫師建議不要吃的食物

雞肉

牛肉

羊肉

豆類及豆類製品

海產

雞蛋

麵包

菇類

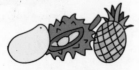
芒果、榴槤、菠蘿

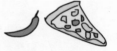
辛辣或煎炸焗食品

醫師建議可安全食用的食物

豬肉

魚肉

蔬菜

雪梨、西瓜

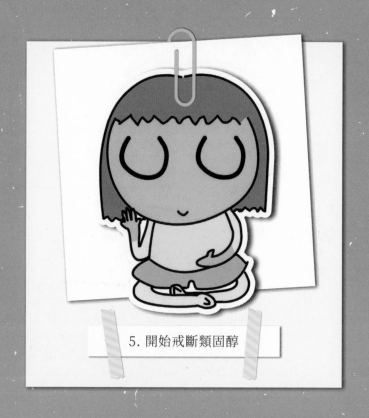

5. 開始戒斷類固醇

看中醫的那天是星期五，我本來打算星期六、日在家休息兩天，到星期一便可上班。可是到了星期六，我的皮膚色澤不但變得更紅，而且在那炎熱的夏天，我竟然感到十分寒冷。

我不禁懷疑，是那些中藥有問題嗎？在疑心的影響下，我只吃了一天中藥就暫停了。

可是，即使停服了中藥，我的病況不但沒有好轉，更是愈來愈嚴重，我只好向公司請了一星期假，期間疹子的範圍愈來愈大，皮膚愈來愈紅，身體冷得一直在發抖，晚上癢得睡不著。

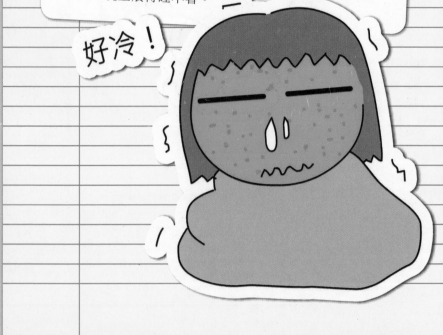

在苦無良策下，我抱著半信半疑的心情再次服用中藥，可是並沒有感到甚麼功效。就這樣在家休息了一星期，我又跑到那中醫處覆診。

醫師皺皺眉看我，又開了另一些藥，叮囑我不要曬太陽，然後為我進行了針灸治療。

不知是不是心理作用，做了針灸的那天晚上，我確是睡得好了點，可是過了一天又故態復萌，加上其他症狀還是在惡化中，於是我無奈地再請了一星期假。

一星期過後，我不只整個臉部紅腫不堪，連肚子也是鮮紅色的，不但痕癢，而且像是被火燒一樣的疼痛。當我舉起雙手在眼前，我看到每根手指都裂開了好幾處，流血、流湯得沒法把手指曲起來。

我想，我暫時沒法再去上班了，跟上司商量後，我即日辭掉了工作。

要辭掉工作是我所預料不到的，我本來以為只是像過往的濕疹一樣，硬著頭皮還勉強可以忍耐，怎料失眠加上時時刻刻的痕癢、疼痛和發冷，那種辛苦超乎我的想像。然而當時我還未知道，那只是類固醇戒斷症的開端而已。

因此，如果要進行類固醇戒斷，我強烈建議大家要先跟公司溝通工作上的安排，或預備好最少一至兩年的生活費用，以便靜心休養。

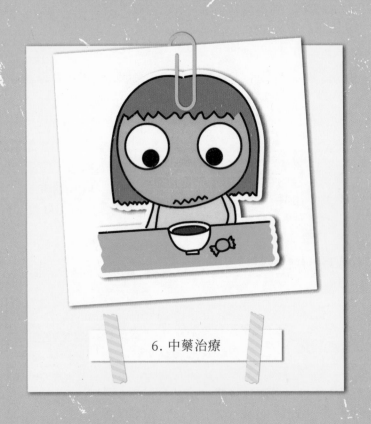

6. 中藥治療

在我離職過後，我繼續在家中休息和接受中藥治療。

由於中醫叮囑我要戒口，加上身體不適不願外出，所以很多時候我都在家用餐；而且因為手指有太多傷口不便烹調複雜的食物，很多時我也只是煮水餃吃，後來我的手更痛得即使是水餃也要丈夫為我煮，我還要小心不要吃有蝦肉、雞肉餡料的水餃。那段時間不斷吃水餃，結果是現在即使我已康復，但仍是見到水餃都很怕！

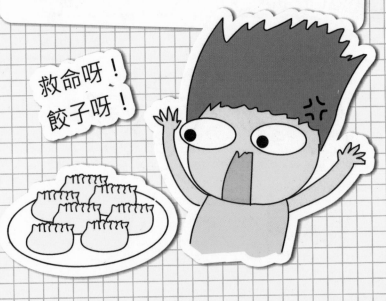

救命呀！
餃子呀！

後來，當我偶爾感覺好一點時，丈夫會陪我外出用餐。如果要依照這位中醫的戒口指示，我看遍整個餐牌後，每每只有一項選擇：時菜肉片飯；飲品方面則只可以選熱菜蜜。

選擇個屁！

根本只有時菜肉片飯可以吃！

MENU

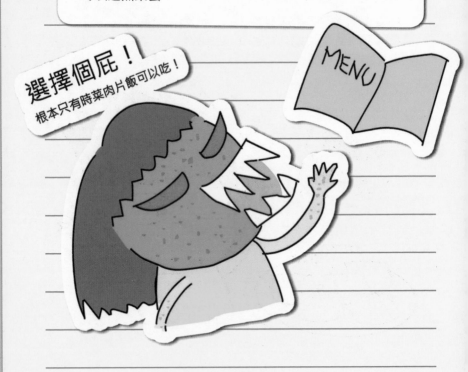

生果方面，由於中醫說我十分燥熱，他建議我多吃雪梨和西瓜。我確切感到這兩種生果對我有幫助，不過這方面須視每個人的體質而定，如果屬於寒底的人士便不適合吃了。

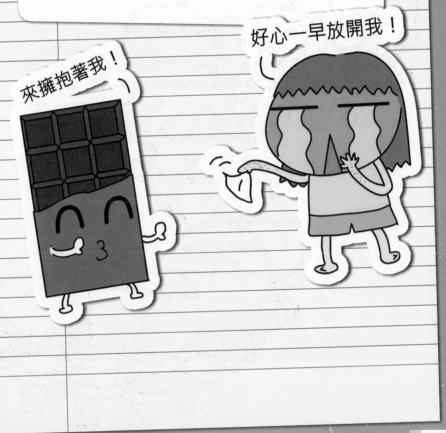

三
類固醇戒斷期的生理症狀

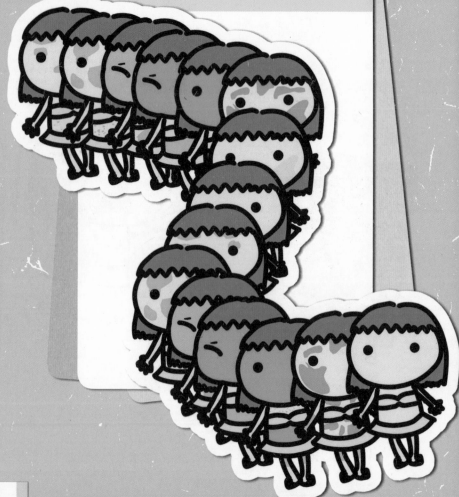

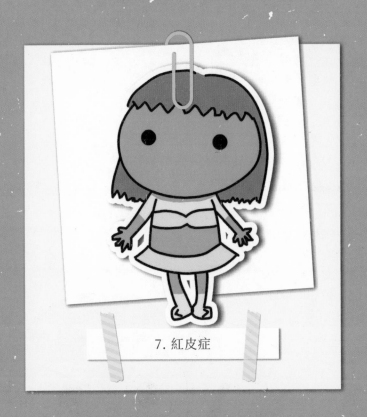

7. 紅皮症

前文說過，我的臉部和肚子變得很紅腫，正確來說，是我的皮膚變了鮮紅色。我沒有想過一個人類的皮膚在沒有曬傷、灼傷的情況下是可以呈現鮮紅色的。

而這個現象稱為紅皮症（Red Skin Syndrome, RSS），皮膚除變成了鮮紅色以外，更會嚴重發炎及產生痛楚，痛得像是燒傷的感覺，而且不只是表皮，我感到身體裡也是奇怪地一陣一陣的痛，有點像是發高燒時的痛感。

有些醫生指出，紅皮症是因為嚴重濕疹得不到正確治療而引起，患者可因細菌感染致死，我當時非常害怕，即使外國網站說 RSS 是類固醇戒斷的必經階段，但看著自己的紅皮膚一直擴散，還是不得不擔心起來。另一方面，又有些人說要醫治紅皮症就必須使用類固醇，但既然我決心不再使用類固醇，現在又要重投它懷抱的話，不是太令人沮喪嗎？

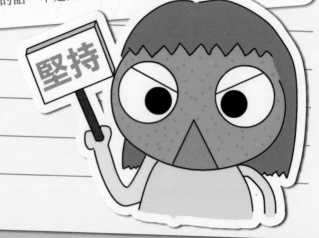

在我半年多的類固醇戒斷期間，有八成時間於身體不同部位有紅皮症的症狀，雖然每個病者的用藥歷史、病情都不同，但我仍希望以下的紅皮症紀錄可以供大家作一個參考：

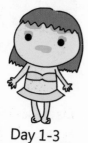

Day 1-3

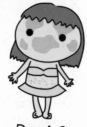

Day 4-6
臉上的紅疹
擴大

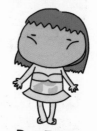

Day 7-10
臉部已紅腫得
眼睛都睜不開，
肚子的紅疹連接
成數大塊

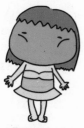

Day 11-16
臉部變得更紅，
整個肚子泛紅

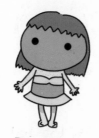

Day 17-60
臉部開始
沒那麼腫，
大腿開始泛紅

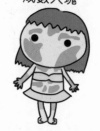

Day 61-120
臉部、肚子有改善，
但手上有了幾乎
每個病者都會
擁有的「紅袖子」

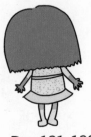

Day 121-128
紅疹蔓延至背部

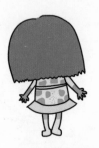

Day 129-140
背部紅疹連成
一大塊，
脊骨附近尤其
痕癢

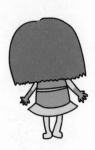

Day 140-150
整個背部紅腫

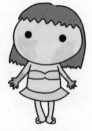

Day 151-155
肚子看來正常，
臉上紅印減退

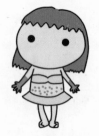

Day 156-160
臉上紅印消失，
肚子又長紅點，
「紅袖子」惡化

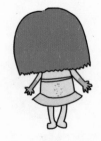

Day 161-180
背部餘下脊骨旁
的紅疹，
「紅袖子」淡化

After Day 180
只餘下背上和手上有少許紅疹，
皮膚乾燥如象皮，
整體情況隱定

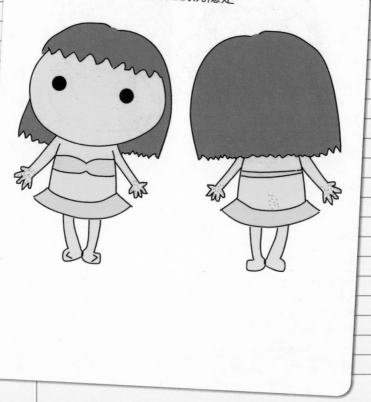

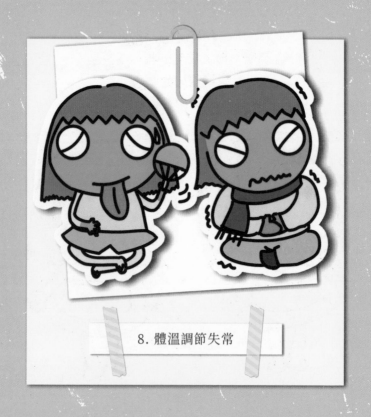

8.體溫調節失常

在類固醇戒斷的頭兩星期，我經常感到寒冷，而當紅
皮症出現後，身體的體溫調節功能竟變得更加失常！

一向怕冷的我，竟然無時無刻都感到酷熱，我的體內
就像是少林足球中的「醬爆」一樣，有一團火正在燃
燒，而且隨時隨地要爆了⋯⋯

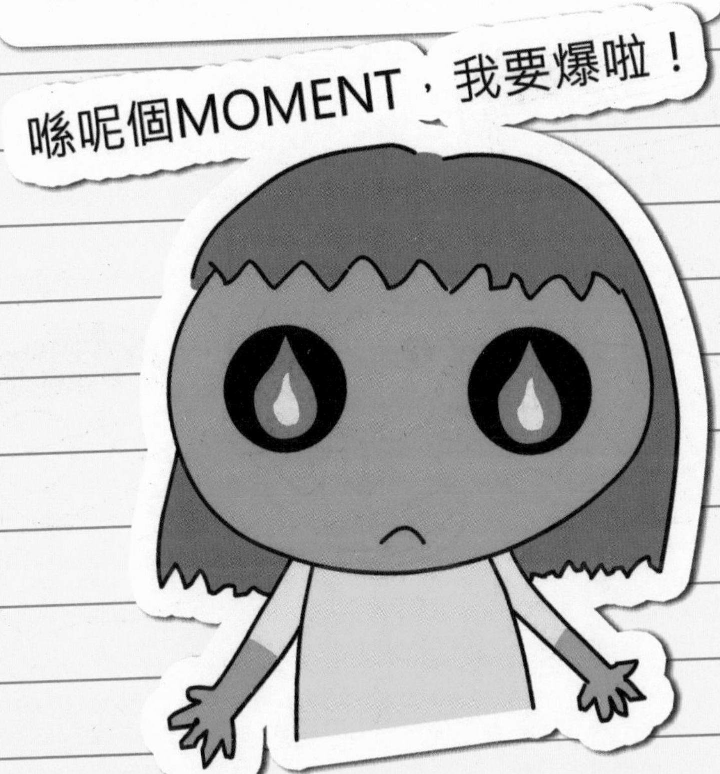

喺呢個MOMENT，我要爆啦！

由於我大部分時間都在家，我把家中的冷氣調較至室內只有 16 度，再加上冷風機，才能勉強停止身體的灼熱感。有好幾個晚上，我還要用在冰箱冰過的金屬瓶子貼著皮膚才覺得好過點。

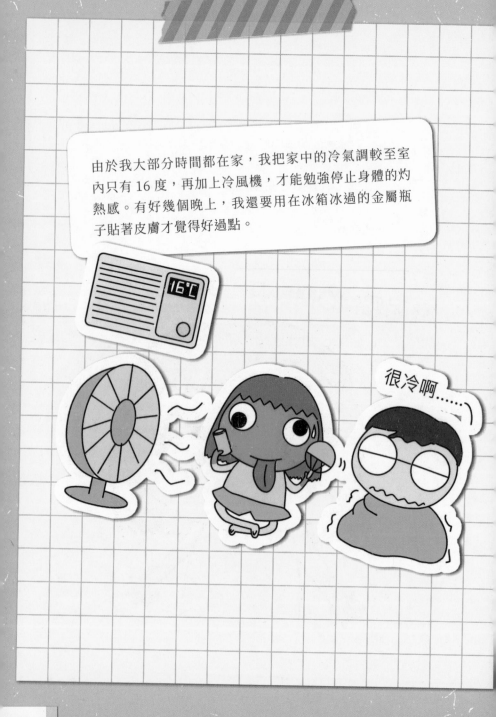

到了第四個月左右，有一次我因事獨個兒外出，那天天氣不算太熱，我也拿了傘子遮擋太陽，期間我在一家餐廳吃了熱騰騰的魚蛋粉後，甫踏出餐廳在街上走了三分鐘左右，就突然覺得整個人熱得難受，感到十分暈眩，眼前的景物都陰暗下來。我好不容易走到商場便利店買了兩瓶運動飲料喝掉，然後致電給丈夫請他來接我，我才能安全回家。

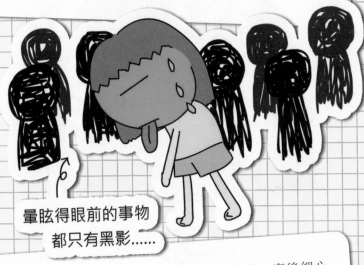

暈眩得眼前的事物
都只有黑影......

我後來在家涼過冷氣後，很快便好轉過來。事後細心一想，我在街上時的症狀就像是中暑一樣，也許是我身體的散熱系統出了問題，加上吃了熱食，所以即使天氣不是太熱，我還是中暑了。

在那段期間，我相信多喝水對身體有一定的幫助，事實上身體的感覺也反映了這個需要，那時候我一天二十四小時都會感到極度的口渴，於是便不停地喝水，尤其當我感到異常炎熱時，喝室溫水能令我飲到稍為舒適。

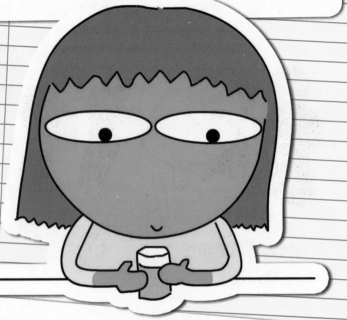

雖然我大部分時間會感覺炙熱，但是有時候也會感到異常寒冷，即使在夏天的室外環境下，有時仍會冷得渾身發抖，這種時冷時熱令很多病者難以適應，可是我也只能硬著頭皮去忍耐。

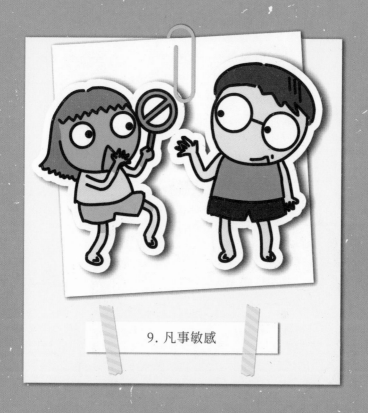

9. 凡事敏感

開始類固醇戒斷之後，皮膚會變得比以前更敏感。

那時候，我竟然對自己的頭髮敏感，所以連睡覺時也會把所有頭髮束起，即使只有一根頭髮放了下來碰到臉部或頸部，我的皮膚也會立即痕癢不堪；後來，我甚至對自己的眉毛敏感，痕癢得經常用手去抓癢，有一次，我的左眉毛甚至被我抓掉了大部分才不再痕癢。

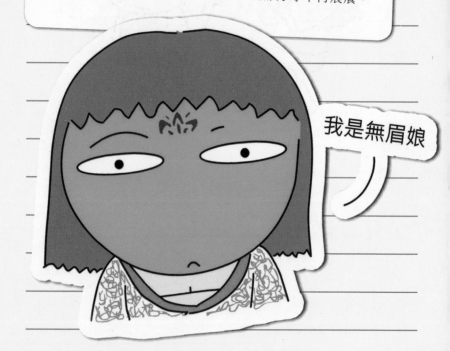

我是無眉娘

除了對自己的毛髮敏感外，我也對一些一直使用的衣物和被子敏感，只要不是純棉質的布料，我便覺得粗糙得很，令我十分痛癢，所以病者也要留意，類固醇戒斷期間把衣物和床上用品都換成棉質的話，應能讓自己感覺稍為好點。

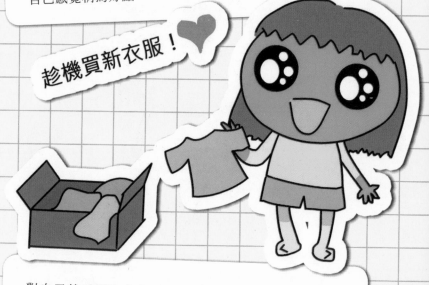

趁機買新衣服！

對自己的毛髮和衣物尚且如此敏感，對護膚品更是要細心挑選，雖然我一向沒有使用太多護膚品，但除了前文提過的冷霜外，我過去有時會在臉上使用一些精華素，而在戒斷期間，我竟然對一向相安無事的精華素敏感，加上皮膚表面太痛，所以我在那段時間除了冷霜外，再沒有塗其他護膚品。

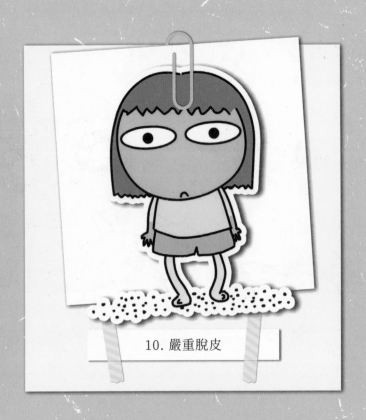

10. 嚴重脫皮

除了紅皮症外，當時我的身體還有一個嚇人的現象，就是經常脫皮脫得像下雪一樣，有時甚至只是揮一揮手，也看得見一些皮屑隨之飄下來。

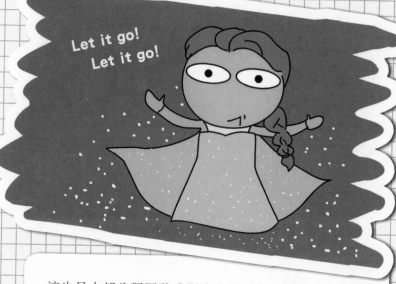

這也是大部分類固醇戒斷病人所經歷的狀況，身體的每個部分都不停掉下細碎的皮屑，嚴重的時候，一天甚至會掉下多於一個飯碗分量的皮屑。

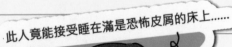
此人竟能接受睡在滿是恐怖皮屑的床上……

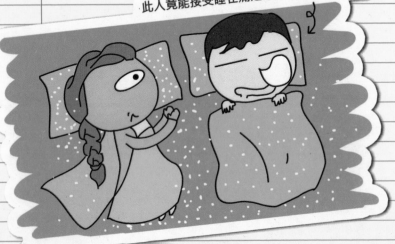

值得注意的是，因為皮屑是塵蟎喜歡的食物，而不少濕疹患者的致敏源正正是塵蟎，所以在脫皮嚴重的日子，我每天都會用吸塵機吸床單被褥，有時甚至一天吸兩次，畢竟那些皮屑自己看著也很噁心。

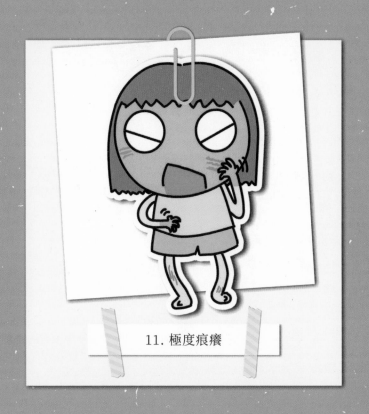

11. 極度痕癢

類固醇戒斷期間的痕癢感是我難以想像的。過往濕疹發作時雖然會很痕癢，但不至於令我一整晚失眠，但在戒除類固醇的日子，有接近五個月的時間我會因為極度痕癢而失眠，而且奇怪的是皮膚在晚上會比日間更痕癢。在此之前，我沒想過自己會因為痕癢而在深夜時分一個人在客廳大哭起來。

所以那時候我非常討厭晚上，那種痕癢就像是無時無刻有上千隻螞蟻在我的皮下爬來爬去，有些病者會失去理性地瘋狂抓癢，他們往往說要抓出傷口，抓到流血才能止癢。可是，因為我害怕抓出傷口會受細菌感染，我總是努力地忍耐著，有時輕輕抓幾抓便停下，有時則用手掌拍打，總之盡可能不要弄出傷口來；當然，有時候我也會失心瘋地猛力抓癢，但最後看著變得更難看更嚴重的傷口，只會懊悔萬分。

在癢得失眠的時候，我試過躺在床上拿手機搜尋止癢的方法，其中有幾種我試過的總算是有點功效，包括：

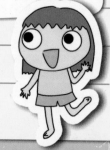

1.
用冰過的
金屬瓶冰敷
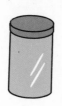

2.
用風扇
猛吹
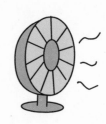

3.
用軟的梳子刮皮膚
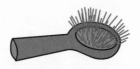

另外，網上很多人說浸死海鹽能幫助止癢，這對我卻沒有甚麼效用，不過我依然有浸死海鹽浴去為皮膚消毒，以免細菌感染。

網上可以買到，
有不同的牌子，
價錢約數百港元。

以色列
死海鹽

2.3KG

有些人在浸死海鹽浴後，皮膚狀況會有很大的改善，但有些人的皮膚卻會受刺激而令病情惡化，所以建議大家先在小範圍以極稀釋的死海鹽水嘗試，確定沒有問題後，才全面使用。

至於比例方面，我會在一個浴缸的水加約100至200克死海鹽，大家都可以以此比例作參考。

除此之外，也有人會服用防過敏藥物，不過對我來說
並沒有功效。

而且，即使睡前能忍著不去抓癢，人總沒可能阻止自
己在熟睡之後抓癢，有些人會戴上布手套睡覺，有些
人會用繩子縛著雙手，這些我都試過了，結果是……

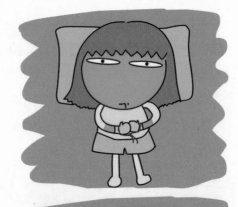

睡覺前……

睡醒後……
手套脫下了……
繩子解開了……
有些皮膚也抓傷了……

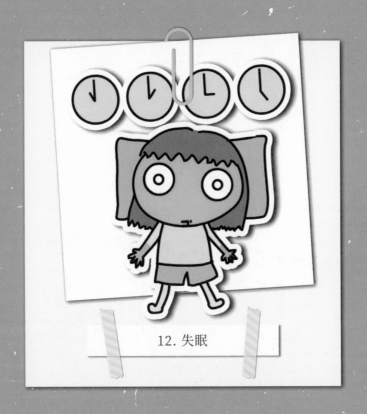

12. 失眠

前面說過，因為痕癢和疼痛，我有大概五個月是失眠的，這也是大部分病者會面對的問題，因為晚間失眠，日間如果要上班上學而不能補足睡眠的話，身體恐怕會過分疲勞，對復原進度也會有影響。

一開始時，我會非常介意自己失眠，於是躺在床上不停想強迫自己入睡，可是愈是這樣便愈難入睡，更平白為自己添加了壓力。

後來，我漸漸放棄一定要晚上睡覺的想法，更為自己安排了精彩的節目——看我最愛的韓國綜藝節目《Running Man》。

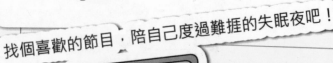

找個喜歡的節目，陪自己度過難捱的失眠夜吧！

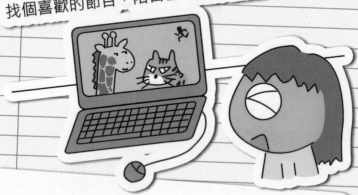

只有接受自己失眠，容許自己在早上才睡，心裡才不會那麼大壓力。

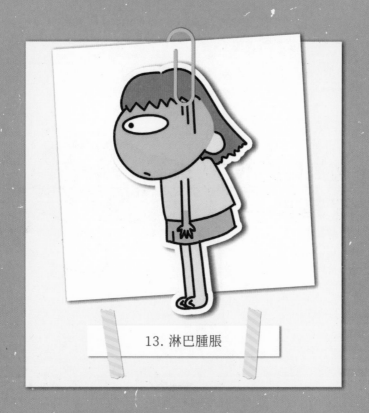

13. 淋巴腫脹

從外國網友的分享得知，很多病者會有淋巴腫脹的情況，在我戒斷類固醇的初期，並沒有這個問題。但當我暗自慶幸時，有一天我一覺醒來……

頸後和背部的淋巴
都腫了起來……

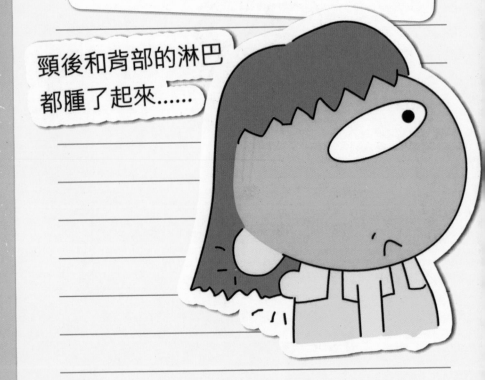

一開始我是頗擔心的，畢竟淋巴是免疫系統中重要的一環，可是比起皮膚的痛，淋巴腫起來的痛尚可忍受，加上網上資料說只要過了戒斷期，腫脹就會自動退下來，所以我只好努力忍耐和等待。

看醫生，
不看醫生；
看醫生，
不看醫生；
看醫生，
不看醫生……

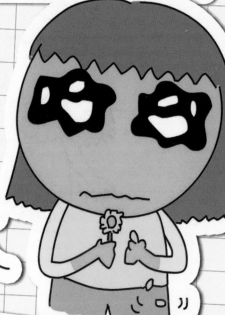

就這樣一天一天過去，腫起的淋巴果然乖乖地平復下來了。

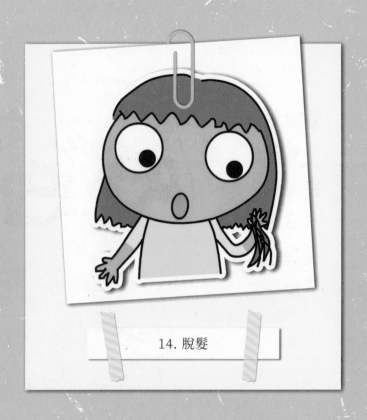

14. 脫髮

前文說過，我的左邊眉毛因為我不停抓癢而沒有了一半，其實不只如此，我的頭髮和身體上的毛髮也脫落了不少。

即使每天吸塵，家中仍滿地都是皮屑和頭髮……

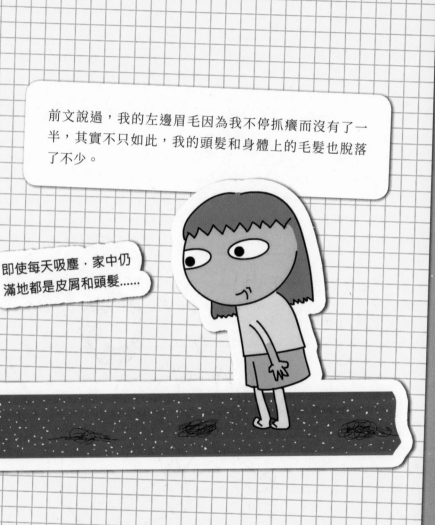

一直以來，我很羨慕其他女生可以去做甚麼激光永久脫毛、彩光永久脫毛等，令自己有一雙光滑玉腿，可是因為我的皮膚一向屬敏感性質，所以我不敢去做這些療程，只能用傳統的脫毛蠟紙去處理，十分麻煩。所以，在類固醇戒斷期間，手部和腿部的毛髮脫落，是令我唯一高興的事情。

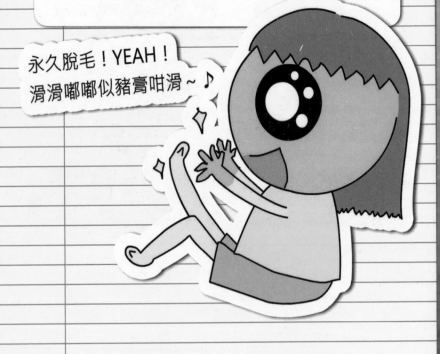

永久脫毛！YEAH！
滑滑嘟嘟似豬膏咁滑～♪

當時真正令我擔心的，是我頭頂的頭髮變得稀疏，幸好在半年後，脫髮的問題已緩和下來，頭頂也開始有新的頭髮長出來了！

向河童的髮型進發……

外出的必然裝扮：

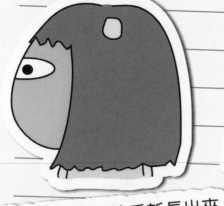

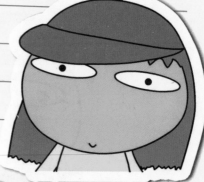

後來當頭髮開始重新長出來……

你好像Q太郎！

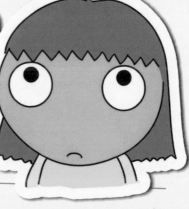

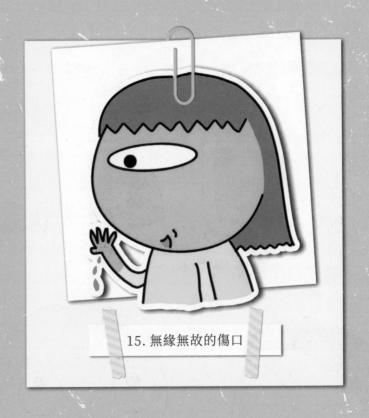

15. 無緣無故的傷口

濕疹患者經常因痕癢而抓傷皮膚，造成傷口；而在類固醇戒斷期間，皮膚即使不被用力抓，有時也會莫名地流血流湯。

戒斷期內有一半的時間，我的肚子、背部都佈滿了傷口，於是用怎樣的睡姿睡覺變成了我的一大課題：

仰臥時，背部的傷口被壓得很痛......

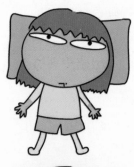

俯臥時，肚部的傷口被壓得很痛......

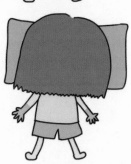

最令我痛苦的，是我的耳道內經常痕癢和流湯，每當想睡的時候......

側臥時，耳朵流湯、流血，會令枕頭濕透......
我從來沒有想過，一個傷口可以流出這麼多液體......

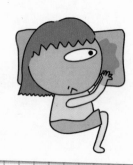

耳道內那疼痛的傷口令我十分擔心，經常害怕受細菌感染，會對聽覺有影響。幸好我的傷口不是在耳道深處，所以我會用棉花棒在傷口塗上少許不含類固醇的消炎膏，讓傷口保持清潔。

另外，我發現在過去常塗類固醇的部位，皮膚會無緣無故爆裂、表皮脫落、流血流湯。由於我一向在手指塗比較多類固醇，在戒斷期間，我的十根手指都是破爛的，為此，每夜洗澡過後，我都會用膠布把每一根手指重新包紮。可是即使如此小心護理，傷口也是不會結痂，病者所能做的，就是用死海鹽水為傷心消毒、包紮，然後耐心等待。

那時候每根指頭都紅腫和爆裂，手背上都是紅疹，有些傷口甚至呈現紫灰色……

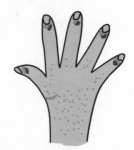

有時傷口表面會看來已結痂，但其實按下去仍是會痛，然後過不了幾天，它又會再自動爆裂……

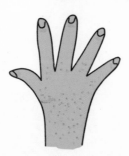

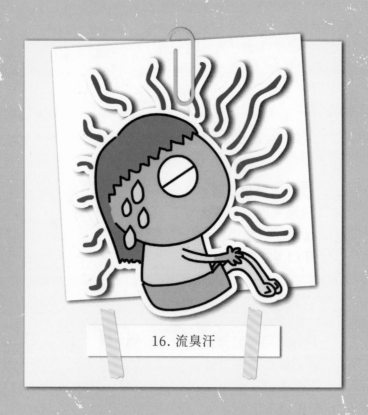

16. 流臭汗

類固醇戒斷期間，我不太願意外出，除了因為身體不適和外觀問題外，另一個原因，是我的身體經常發出極度的惡臭！

我是地獄來的使者，身上有地獄來的氣味......

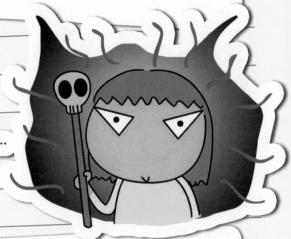

由於我常常覺得很熱，身體持續冒出臭汗，而且那種臭味不是一般的汗味，而是像垃圾站的氣味，還要是十年都沒有清潔過的垃圾站的氣味！

這股惡臭令我十分苦惱。我曾向中醫查詢過，他說這是排毒的過程，是一個正常現象。

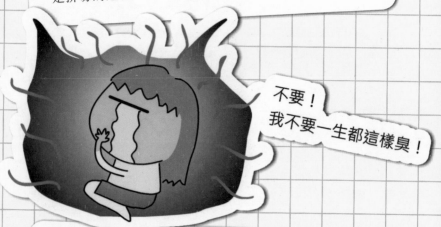

不要！
我不要一生都這樣臭！

幸好，體臭的問題只維持了兩個月左右，後來身體慢慢地回復正常了。

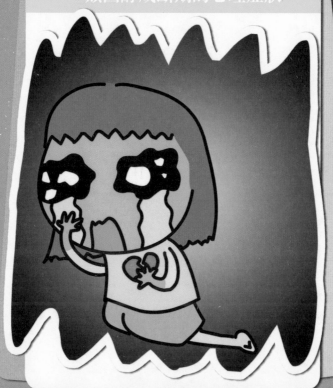

四

類固醇戒斷期的心理症狀

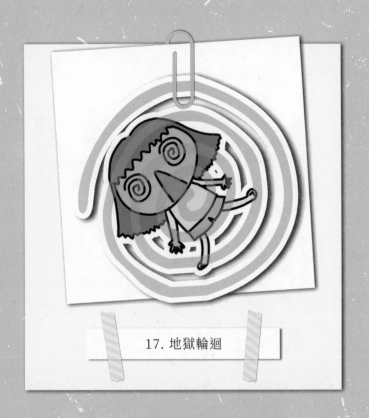

17. 地獄輪迴

好了，說完在戒斷期間身體上的主要症狀了！
接下來要說說心理上的反應。

對於我來說，最難面對的不是前章所談及的生理症狀，而是每次當那些症狀稍為消失、我以為快要好過來時，它們又會再猛烈地冒出來！

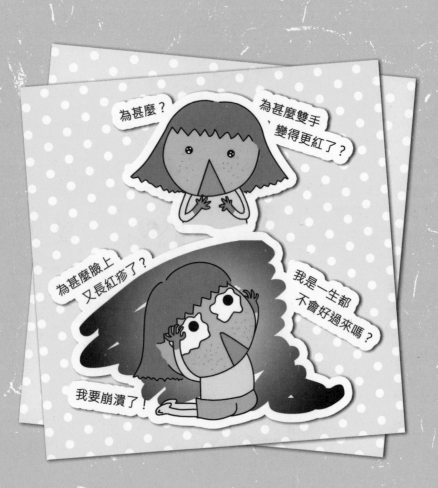

就像網上其他病者的描述一樣，我經歷了很多、很多次症狀循環，每一次都令人沮喪，但是漸漸地，我明白我所能做的只有接受，接受這個地獄輪迴是必經的過程。

在「輪迴」期間，皮膚每天的狀況、樣子都不同，有時候會發紅、發熱，有時候會生一顆顆密集的圓形小疹子，有時候會潰爛流血，有時候只是脫皮。我大約經歷了二十次這些循環，後來慢慢發現，每一次循環的症狀都會比上一次的輕，當然有時會有點反覆，但整體來說，我確切地感覺到自己正在康復。

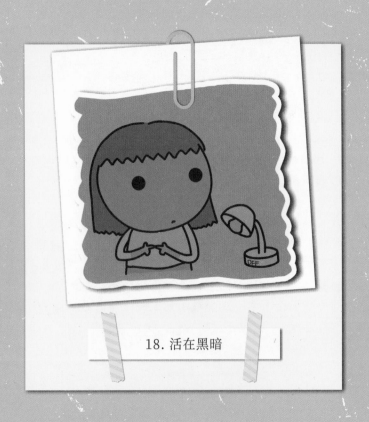

18. 活在黑暗

在戒斷期間，我的情緒十分波動，身體爛掉的皮膚可以用衣服來遮掩，可是臉上的卻遮掩不了；每一次要離開家門時，我都懷著懼怕的心情，因為即使我不停遊說自己沒有人會在意一個路人的皮膚，但每次我總會遇上對我凝視或走過了仍是要回頭看我的路人，還有在公共汽車上，我旁邊的座位永遠空著沒有人敢坐。我很明白他們的懼怕，畢竟他們不知道我的皮膚問題是不是有傳染性，所以他們的反應是十分正常的。

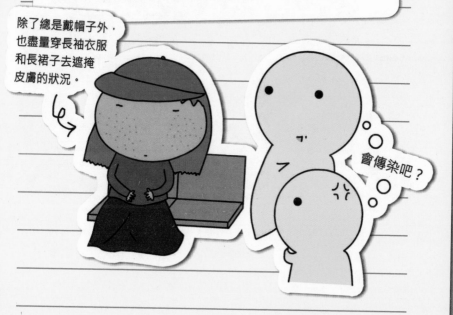

除了總是戴帽子外，也盡量穿長袖衣服和長裙子去遮掩皮膚的狀況。

會傳染吧？

而且，莫說是路人，即使是我看到自己當時的臉容和皮膚，也會覺得很害怕；我想，與其令自己愈看愈覺得難過，不如不去照鏡子，不去胡思亂想。

所以，當我一個人在家時，那管天有多黑，我也總是關著燈，洗澡的時候我亦盡量不去照鏡子。

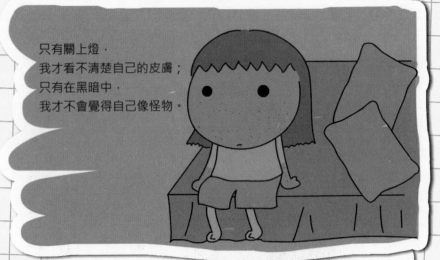

只有關上燈，
我才看不清楚自己的皮膚；
只有在黑暗中，
我才不會覺得自己像怪物。

我想很多病者也會跟我一樣，很怕見到自己的模樣，我覺得只要能令自己感覺好點，不開燈就不開燈吧！不照鏡子就不照鏡子吧！

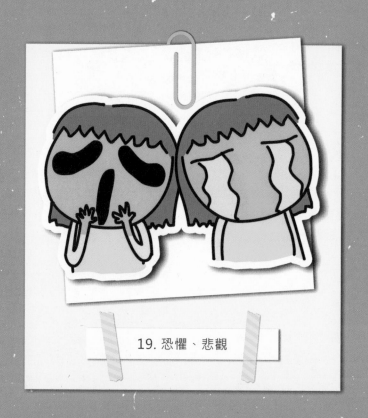

19. 恐懼、悲觀

在類固醇戒斷期間，心裡總是時時刻刻充滿著矛盾；我害怕受細菌感染，我不想死，但有時候卻很想可以死去；我不想讓家人擔心，又怕自己一生都是這樣子的話會連累家人，很想離開他們，一個人捱下去直至康復，但同時又很需要他們的關心；我想康復，可是卻不想經歷康復前的痛苦；我想裝作沒事如常生活和上班，可是我沒法忍耐身體的痛；我想勇敢點豁達點，但是我經常在哭。

記得有一天，我躺在床上看著天花板，試著鼓勵自己：雖然辛苦，但總比身患絕症的人好。可是想著想著，我卻覺得如果我是患了絕症，至少我知道我可以聽醫生的話去接受治療，如果醫治不了就會死去，總好過此刻我沒法信任西醫，而中醫的方法因為效果太慢，我又不確定是不是有效，但同時我又沒有因病而死去……

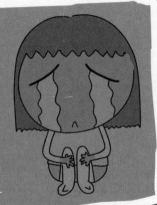

這個病的磨人之處，是沒有藥物可以立即幫助病人紓緩身體的不適，所以病者很容易會感到絕望，我當時的內心也是充滿負面的思想，每天覺得很無助。

我從網上得知，有些病者在類固醇戒斷期間會患上情緒病，甚至有自殺傾向，事實上我當時也似乎出現了一些情緒問題，但慶幸我沒有放棄生命，不然就沒法迎來康復的喜悅。

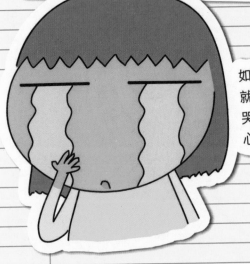

如果真的很難受，就讓自己哭出來吧！哭泣有助紓緩情緒，心情好點對病情也有幫助。

作為其中一個經歷類固醇戒斷的人，我很明白那種絕望。但是請相信自己的身體，相信自己一定做得到，也不要怪責自己，因為你已經在努力了，你已經做得很好，已正在康復的道路上了。

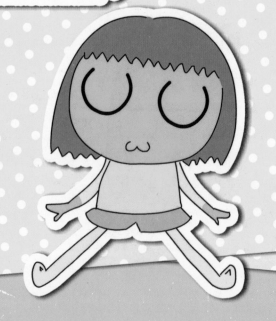

五

時間是最好的藥，忍耐著等待天晴

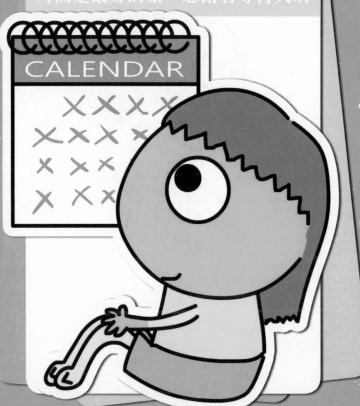

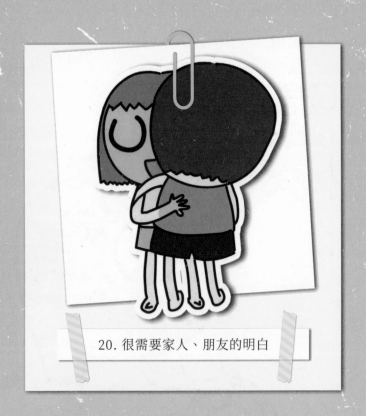

20. 很需要家人、朋友的明白

如果正在讀這本書的你是病者的家人或朋友，希望你知道病者未必需要你的建議，但他一定很需要你的明白。

以我自己為例，我很害怕別人說我是濕疹，因為我清楚知道那種痛楚，還有身體發熱、發冷、發臭的反應，並不是濕疹那麼簡單，而我不想一次又一次地解釋；我很討厭別人要我去看西醫，因為我已經不想再在身體內加添更多的化學物；我很不喜歡別人為我介紹護膚品、藥物，因為我不想再惹來甚麼過敏反應；我不希望別人見到我時就會問及我臉上的紅腫，因為我很想假裝自己的外觀是正常的；我憎恨別人說這只是外觀的問題，因為我會以為我是小題大做的小孩，事實卻是那管我只是想動一動手指頭，都會產生難以言喻的劇痛。

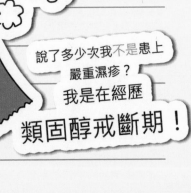

說了多少次我不是患上嚴重濕疹？我是在經歷類固醇戒斷期！

作為病者的家人和朋友，應盡可能把病者當作正常人一樣看待，不要老是提起他的皮膚狀況；如果病者主動向你傾訴，請你聆聽並表示明白，提醒他需要的只是耐性，時間會把他醫好過來；如果可以，給他一個擁抱——儘管連擁抱都會覺得痛楚，病者還是很需要擁抱。

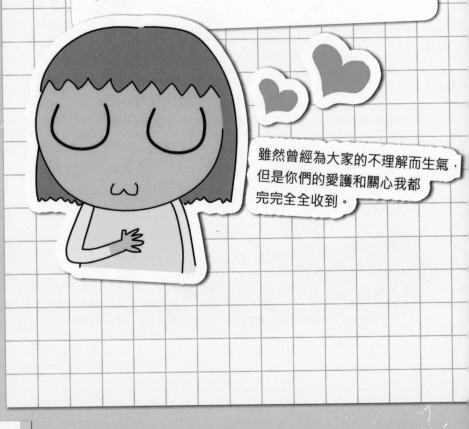

雖然曾經為大家的不理解而生氣，但是你們的愛護和關心我都完完全全收到。

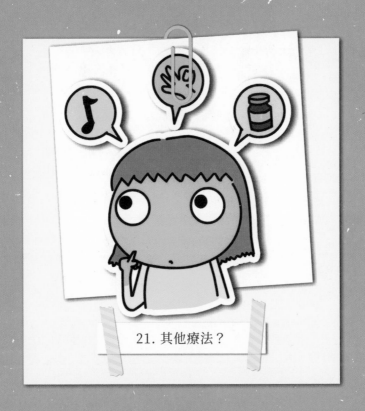

21. 其他療法？

我在戒斷期間唯一採用過的治療就是中藥治療。我共看了兩位中醫,可是第一位沒有幫到我太多,反而是第二位中醫令我的病情大大得到改善。

我曾介紹該位中醫予另一位同樣在經歷戒斷期的朋友去看,可是她看過後病情不但沒有好轉,更是嚴重惡化。由此可見,每個人所適合的療法都不同,也有些人不用任何治療,隨著時間便把問題改善過來。

坊間有很多不同的治療方法,除了中醫外,有些人自行購買營養補充劑如益生菌、洋蔥素、綠茶素等,也有些人會採用精油、冥想、聽音樂等自然療法。每個人的身體狀況都不同,我不敢說哪些方法一定有用,哪些一定沒有用,但是在我聽來,有些方法不但昂貴而且匪夷所思,其中我聽過一個叫 O 形環的測試,聲稱可以幫助病者測試出自己對甚麼東西或食物過敏。

據說,O 形環測試的原理在於人在觸碰到對自己有益的東西時,力量就會增強;相反如觸碰到不好的東西,力量就會減弱。這個測試的過程如下:首先,病者的右手食指跟拇指要用力地圍成一個圓圈,然後左手拿著要測試的東西,假設病者對牛肉敏感而他的左手正拿著一盒牛肉,無論他右手握得多麼用力,圓圈仍是會被輕易扳開。

聽說，如果左手拿著會令皮膚惡化的食物，右手的O形會很易被扳開。

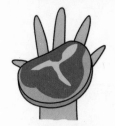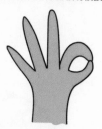

如果左手拿著有益的蔬果，右手的O形會很難被扳開。

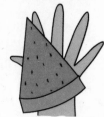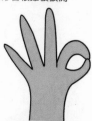

對不起！
我沒法相信
這種療法。

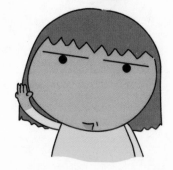

病者在生病期間一定會很想快點痊癒，但無論如何著急，還是要慎重地選擇治療方法，損失金錢是其次，萬一服用了不合適的食物、藥物，或是接觸了令皮膚過敏的東西，就得不償失了！

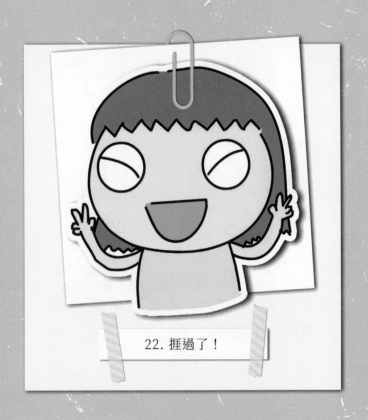

22. 捱過了！

每個人的體質和身體狀況都不同，有些患者數個月便會康復，有些患者則需要更長的時間，我覺得自己算是十分幸運，大約半年就能大致康復，雖然部分地方的皮膚看來像老人家一樣又乾燥又滿是皺紋，可是總比老是長疹子、痕癢和疼痛好。

而類固醇戒斷期間的症狀如紅皮症、體溫失調、流臭汗、嚴重脫皮、淋巴腫脹等，都在康復後一一消失。在失眠多月後，我第一次能在晚上睡得很好，而且每根手指的傷口都能結痂了。後來當傷口完全癒合後，我竟然感到手指上的皮膚跟以前那些容易過敏、受傷的皮膚完全不同，那是我過去三十多年都沒有感受過如此強壯的皮膚。

從前經常爆裂、痕癢、長紅疹的手指，現在完成戒斷後，只餘下像老婆婆的皮膚，但我已經很開心了！

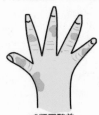

戒類固醇前

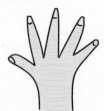

戒類固醇後

以前每年冬天，我的手指都會嚴重乾裂痕癢，可是在我經歷了戒斷期後，感覺就像是皮膚變厚了、變強壯了，我的手指竟然安然度過了乾燥的冬天而沒有乾裂。

甚至乎當我終於外出見朋友時，朋友都說我的皮膚和氣色都比戒斷前還要好，也許是心理作用，我感到不只是氣色，就連身體機能也比以前好。

不只是皮膚，連身體也好像跟以前有點不同，上樓梯時亦不如以前般易喘氣。

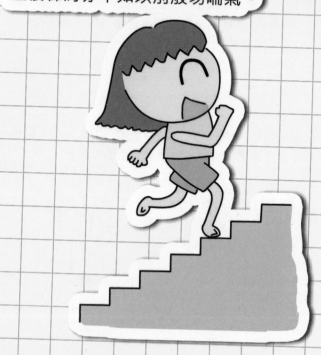

類固醇戒斷是一個難捱的過程，可是對我來說，這是非常值得的。如果我一直誤以為自己是嚴重濕疹，恐怕只會延誤病情以致愈來愈難以復原。

如果你正在猶豫自己患的是否嚴重濕疹還是類固醇戒斷症，不妨比對一下你和我所經歷過的症狀，好好分析一下自己患的是哪一個毛病，再決定該如何治療。

大家要記著，戒除類固醇只會令你的身體不再依賴類固醇，從而改善因依賴類固醇而引起的身體問題，包括那些曾被誤以為是嚴重濕疹的症狀。
但是如果你患的真是嚴重濕疹，戒除類固醇並不會醫好你的濕疹。

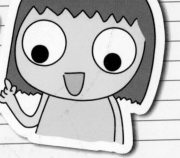

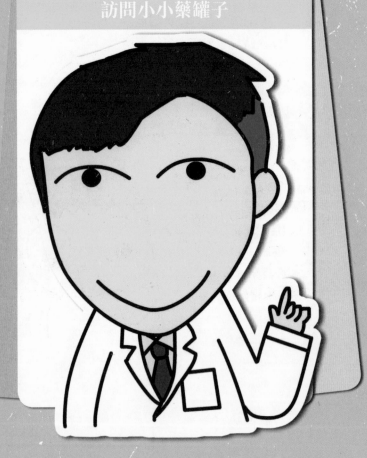

附錄一
訪問小小藥罐子

類固醇不是萬惡的，它能醫治很多嚴重的疾病，事實上，一些急性濕疹患者也是靠使用類固醇而康復過來。

我認為萬惡的是胡亂用藥的人，這不只病人，還包括醫生、藥房。醫生應該盡可能建議使用對身體沒有長遠副作用的藥物，亦有責任讓病人明白藥物的正確使用方法和副作用，在充分了解病人的身體狀況後才決定用甚麼藥物，並用心跟進及觀察病人用藥後的情況；而病人有責任如實告訴醫生自己的病史和用藥史，同時細心了解自己將會使用甚麼藥物；至於藥房也應嚴格遵守規定，只把受限制藥物出售予能出示醫生處方的顧客。

為了編寫這本關於類固醇戒斷的書籍，我拜訪了小小藥罐子，他以藥劑師專業所出版的《藥事知多D》、《用藥知多D》、《藥房事件簿》都令讀者獲益良多。今次我就請他來說說有關類固醇的知識，令大家有更深的了解。

小小藥罐子，你好！

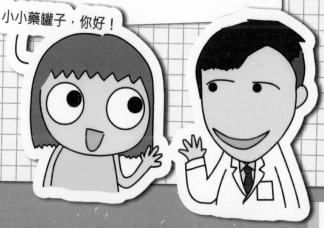

1. 小小藥罐子，類固醇到底是甚麼？

哦，類固醇其實是人體體內的一種荷爾蒙（Hormone），主要負責調節身體各部分的生理機能。

不過，因為類固醇能夠抑制免疫系統的過敏、發炎反應，所以藥用類固醇一般適用於紓緩一些跟致敏原、免疫系統失調相關的炎症，例如哮喘（Asthma）、濕疹（Eczema）、紅斑性狼瘡（System Lupus Erythematosus, SLE）、銀屑病（Psoriasis）、類風濕性關節炎（Rheumatoid Arthritis, RA）。

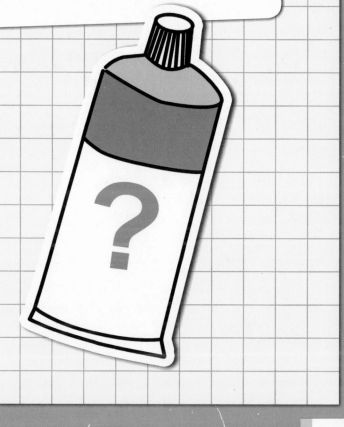

2. 外用類固醇有分等級的嗎？
為甚麼身體不同部位應使用不同等級的類固醇藥膏？

有，外用類固醇主要是根據這些類固醇收縮血管的能力（Vasoconstrictive Properties）分類的，主要分為七個等級，然後歸納成為四個級別，分別是超強效（Super-high Potency）、強效（High Potency）、中效（Mid Potency）、弱效（Mild Potency）。（詳見附錄二）

因為類固醇在身體各部位的吸收各不相同，有多有少，副作用自然有大有小，所以建議在身體不同部位使用不同等級的類固醇藥膏，減少出現副作用的風險。

舉例說，如果是超強效、強效外用類固醇的話，一般不建議塗抹在臉上，因為臉龐的皮膚一般較薄，類固醇便會較容易被吸收，可能會進入體循環，從而增加出現副作用的風險。

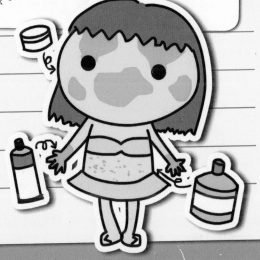

3. 藥用類固醇有哪些副作用？
這些副作用會在戒斷類固醇後消失嗎？

首先，不論是甚麼副作用，主要跟類固醇的藥性、劑量、療程構成正比關係，簡單說，藥性愈強，劑量愈高，療程愈長，副作用便會愈大。

常見的副作用，主要是皮紋（Striae）、皮膚萎縮（Skin Atrophy）、粉刺、多毛症、胃或十二指腸潰瘍、骨質疏鬆、青光眼、白內障、生長遲滯、高血糖、高血脂等等。

除此之外，類固醇還可能會溶解脂肪組織，然後重新分佈在身體軀幹裡，因而還可能會出現月亮臉、水牛肩、青蛙肚這些症狀。

這些副作用，綜合稱為庫欣氏症候群（Cushing's Syndrome）。

綜觀而言，大部分的副作用大多會在停用類固醇後逐漸消失。

不過世事無絕對，凡事總有例外，並非所有副作用都一定會在停用類固醇後消失。

舉例說，跟其他外用類固醇一樣，塗抹超強效、強效類固醇固然可能會出現皮紋、皮膚萎縮的副作用，長期使用，這些副作用更加可能會「一去無回頭」，偷薄表皮，誘發皮膚變薄，讓皮下的微血管看來較明顯，從而可能出現毛細血管擴張（Telangiectasia）、紫斑（Purpura）的現象。

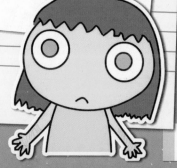

4. 坊間買到的過敏藥有哪幾種？
這些過敏藥有何副作用？

市面上的過敏藥，常用的成分主要是抗組織胺（Antihistamine）。

至於常用的抗組織胺，主要分為第一代抗組織胺（First Generation Antihistamine）、第二代抗組織胺（Second Generation Antihistamine）兩種。

相較而言，第一代抗組織胺較常產生嗜睡、口乾、視力模糊、小便困難、便秘這些副作用。

放心，只要正確使用，抗組織胺一般很安全，問題不大。

5. 有些病者會服用洋蔥素、綠茶素、益生菌等等，
   這些有甚麼效用？

一、洋蔥素（Quercetin）

一些初步研究指出洋蔥素可以防止一些免疫細胞釋放組織胺（Histamine）出來 [1][2]，或許能夠紓緩過敏症狀，例如哮喘、濕疹、花粉症（Hay Fever）、蕁麻疹（Hives）。不過尚待進一步研究證實相關的功效。

二、綠茶素（Epigallocatechin Gallate, EGCG）

一些研究指出綠茶素能夠干預肥大細胞（Mast Cell）進行去粒化作用（Degranulation） [3]，或許能夠紓緩過敏症狀，不過這方面的功效尚待進一步研究證實。

三、益生菌（Probiotics）

益生菌能夠調理人體的免疫系統，或許能夠改善過敏體質，從而可能會紓緩濕疹的症狀。

其中，一項研究指出鼠李糖乳桿菌（Lactobacillus rhamnosus）能夠減少兒童罹患濕疹的機會。[4]

至於一項研究指出胚芽乳酸桿菌（Lactobacillus plantarum）能夠減輕濕疹的症狀。[5]

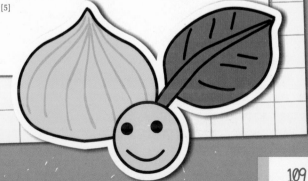

6. 有些病者會用 Colloidal Silver 作天然抗生素，
   使用上有何要注意，有否副作用？

Colloidal Silver 其 實 是 一 種 抗 菌 劑
（Antiseptics），而不是抗生素（Antibiotics），如
同其他消毒劑一樣，主要用來消毒殺菌，治療感染。

在使用上，因為 Colloidal Silver 含有銀，所以可能
會產生一種稱為「銀質沉澱症（Argyria）」的病症。
所謂「銀質沉澱症」，是指銀粒子沉澱在皮膚裡面，讓
膚色變藍，影響外觀。

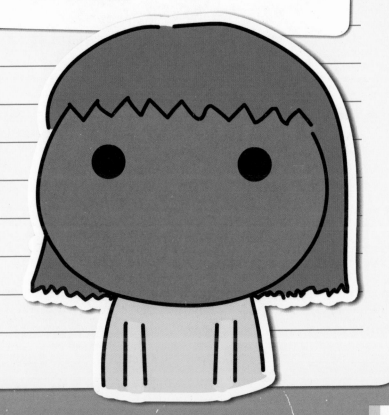

7. 有敏感肌或濕疹的人該如何挑選保濕護膚及防曬產品？

所謂「預防勝於治療」，這類人士平時要盡量避免使用含有致敏原的保濕護膚及防曬產品，避免誘發過敏、濕疹。

藥罐子建議大家可以挑選適合自己膚質的保濕護膚及防曬產品，並定時塗抹保濕護膚產品，避免皮膚過度乾燥而誘發痕癢，從而形成「愈痕愈抓，愈抓愈痕（Itch-scratch Cycle）」的惡性循環，惡化過敏、濕疹的症狀。

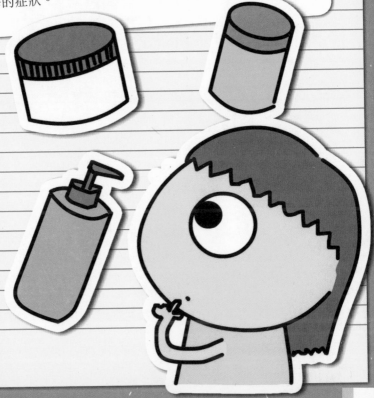

8. 最後，關於使用類固醇，你還有沒有其他補充？

根據經驗，說到類固醇，很多用藥者總是感到十分抗拒，不敢用藥。

這也難怪。相較而言，類固醇的副作用真的較多、較大、較廣。

不過說到底，類固醇其實只是一種藥而已。只要是藥，自然便會有副作用，同時還會有適應症，這就是說，類固醇還是有一定的藥用價值的，只要正確使用，既安全，又有效。

所以請大家別怕類固醇。總之，該用則用。

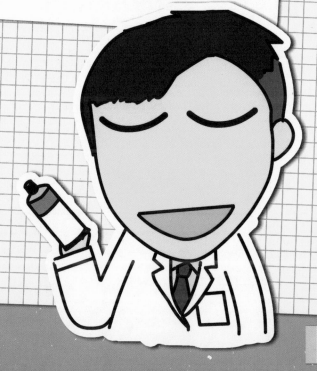

Reference:

1. Ogasawara H, Middleton E Jr. Effect of selected flavonoids on histamine release (HR) and hydrogen peroxide (H2O2) generation by human leukocytes [abstract]. J Allergy Clin Immunol. 1985;75(suppl):184.

2. Middleton E Jr. Effect of flavonoids on basophil histamine release and other secretory systems. Prog Clin Biol Res. 1986;213:493-506.

3. Nishikawa H, Kitani S. Tea catechins have dual effect on mast cell degranulation induced by compound 48/80. Int Immunopharmacol. 2008;8(9):1207-15.

4. Wickens K, Black PN, Stanley TV, et al. A differential effect of 2 probiotics in the prevention of eczema and atopy: A double-blind, randomized, placebo-controlled trial. J Allergy Clin Immunol. 2008;122(4):788-94.

5. Han Y, Kim B, Ban J, et al. A randomized trial of Lactobacillus plantarum CJLP133 for the treatment of atopic dermatitis. Pediatr Allergy Immunol. 2012;23(7):667-673.

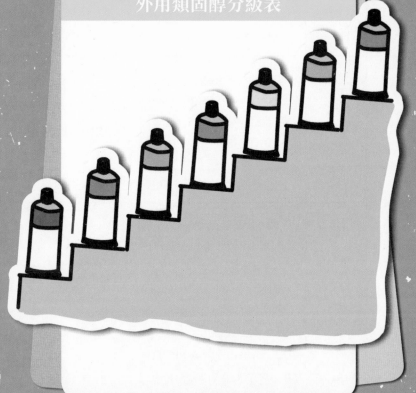

附錄二
外用類固醇分級表

外用類固醇分級表

藥物級別 （1 = 最強，7 = 最弱）		成分名稱、濃度、劑型
超強效	1	Betamethasone dipropionate cream / ointment 0.05%（in optimized vehicle） Clobetasol propionate cream / ointment 0.05% Diflorasone diacetate ointment 0.05%
強效	2	Amcinonide ointment 0.1% Betamethasone dipropionate ointment 0.05% Desoximetasone cream / ointment 0.25% / gel 0.05% Diflorasone diacetate ointment 0.05% Fluocinonide cream / ointment / gel 0.05% Halcinonide cream / ointment 0.1%
中效	3	Betamethasone dipropionate cream 0.05% Betamethasone valerate ointment 0.1% Diflorasone diacetate cream 0.05% Triamcinolone acetonide ointment 0.1% / cream 0.5%
	4	Amcinonide cream 0.1% Desoximetasone cream 0.05% Fluocinolone acetonide cream 0.2% Fluocinolone acetonide ointment 0.025% Flurandrenolide ointment 0.05%

外用類固醇分級表

藥物級別 (1 = 最強，7 = 最弱)		成分名稱、濃度、劑型
中效	5	Betamethasone dipropionate lotion 0.05% Betamethasone valerate cream / lotion 0.1% Fluocinolone acetonide cream 0.025% Flurandrenolide cream 0.05% Hydrocortisone butyrate cream 0.1% Hydrocortisone valerate cream 0.2% Triamcinolone acetonide cream / lotion 0.1%
弱效	6	Aclometasone dipropionate cream / ointment 0.05% Desonide cream 0.05% Fluocinolone acetonide cream / solution 0.01%
	7	Dexamethasone sodium phosphate cream 0.1% Hydrocortisone cream / ointment / lotion 0.5% / 1.0% / 2.5%

附錄三
食物宜忌表

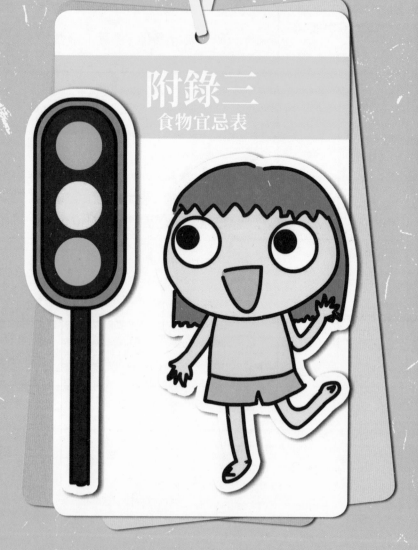

每個人體質都不同，不妨問問醫生或自我檢測一下有哪些食物可以吃、有哪些絕對不可以吃。

	不可吃 / 可吃一點 / 可常吃			不可吃 / 可吃一點 / 可常吃		
雞肉	○	○	○	菇類	○	○	○
牛肉	○	○	○	芒果、榴槤、菠蘿	○	○	○
羊肉	○	○	○	煎炸焗食品	○	○	○
豆類製品	○	○	○	豬肉	○	○	○
海鮮	○	○	○	魚肉	○	○	○
蛋類	○	○	○	麵類	○	○	○
麵包	○	○	○	雪梨、西瓜	○	○	○
意粉	○	○	○	酸性生果	○	○	○

附錄四
皮膚狀況紀錄

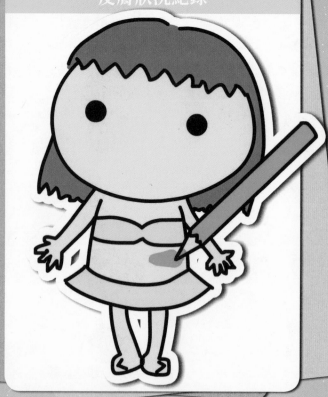

用顏色筆記錄下你的皮膚狀況，方便日後對比，你會對自己的身體有更多了解，從而提升對康復的信心。

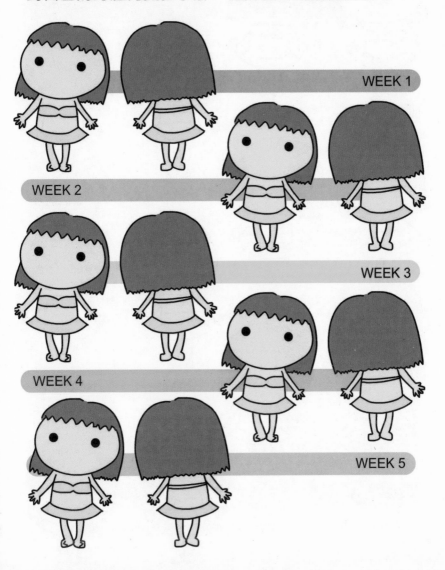

WEEK 1

WEEK 2

WEEK 3

WEEK 4

WEEK 5

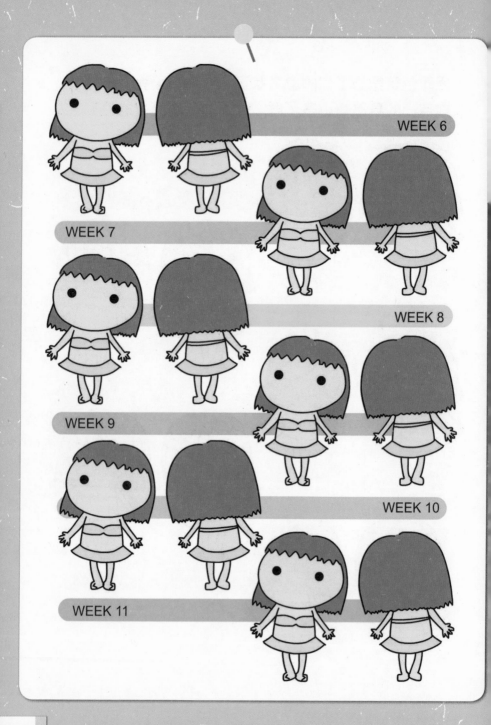

WEEK 6

WEEK 7

WEEK 8

WEEK 9

WEEK 10

WEEK 11

124

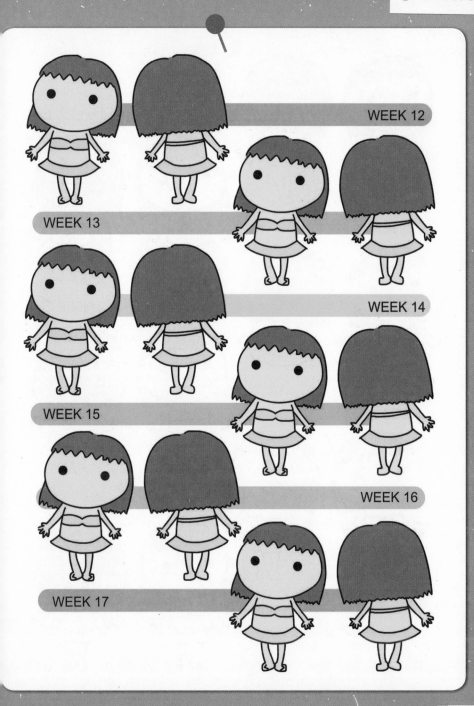

WEEK 12

WEEK 13

WEEK 14

WEEK 15

WEEK 16

WEEK 17

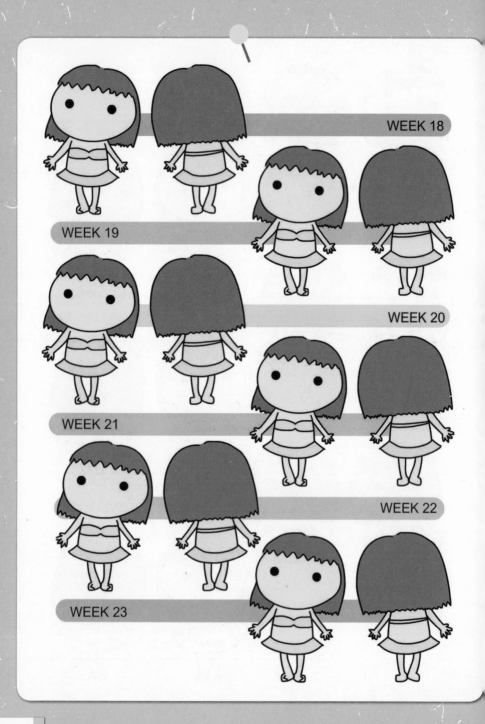

WEEK 18

WEEK 19

WEEK 20

WEEK 21

WEEK 22

WEEK 23

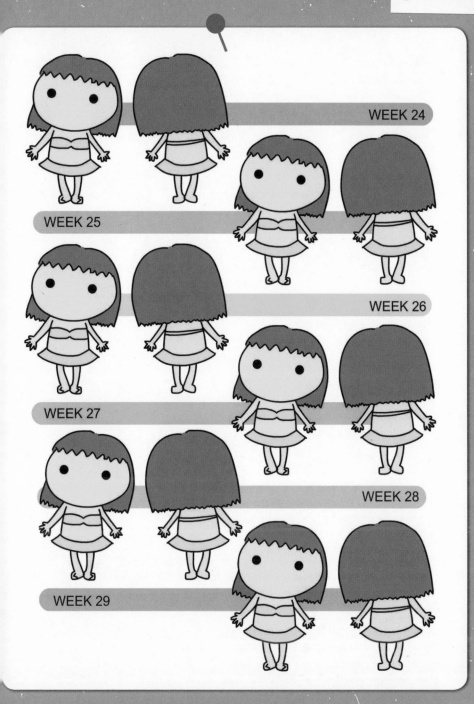

WEEK 24

WEEK 25

WEEK 26

WEEK 27

WEEK 28

WEEK 29

原來我患的不是嚴重濕疹！我的類固醇戒斷經歷

作者：棟你個篤
出版經理：謝文傑
設計排版：Ryan Mo @ 廢青設計C
特別鳴謝：小小藥罐子

出版：星夜出版有限公司
網址：www.starrynight.com.hk
電郵：info@starrynight.com.hk

香港發行：春華發行代理有限公司
地址：九龍觀塘海濱道171號申新證券大廈8樓
電話：2775 0388
傳真：2690 3898
電郵：admin@springsino.com.hk

台灣發行：永盈出版行銷有限公司
地址：231新北市新店區中正路499號4樓
電話：(02)2218-0701
傳真：(02)2218-0704

印刷：嘉昱有限公司

圖書分類：醫藥衛生／圖文
出版日期：2018年6月初版
ISBN：978-988-77904-8-8
定價：港幣88元／新台幣390元

本書內容純屬個人意見或經歷，僅供參考，讀者如有問題，應先與專業人士（即註冊醫生或註冊藥劑師）查詢。如讀者擅自用藥、停藥或採用書中建議而出現任何問題，作者與出版社概不負責。